AF348122

CERVEAU DE TEXTURE
(Grandeur naturelle).

PRIX : **225** FR.

Cerveau d'*Homme* de grandeur naturelle, sur lequel on peut suivre le trajet des fibres nerveuses dans toutes les parties de la masse encéphalique. Cette préparation, exécutée d'après des dissections faites sur des cerveaux durcis par l'acide chromique, selon les indications de M. le Dr Luys (1), résume les travaux de tous les anatomistes anciens et modernes : elle permet de voir la forme de chaque particularité que l'on remarque dans le Cerveau, dans le Cervelet, dans la Protubérance et dans le Bulbe; elle met à la portée de toutes les intelligences le mécanisme par lequel les impressions du dehors arrivent à telle ou telle partie du cerveau, et par lequel la volonté est transmise à chacun de nos organes.

Sur l'*Hémisphère gauche*, des coupes ont été pratiquées selon l'ancienne méthode, pour montrer l'ensemble des fibres nerveuses, des circonvolutions, et les particularités de l'intérieur du cerveau dont on se contentait autrefois.

Sur l'*Hémisphère droit*, les fibres nerveuses ont été isolées, disséquées, de manière à permettre d'en suivre le trajet, depuis l'origine jusqu'à la terminaison. Cette manière toute nouvelle d'étudier le cerveau ouvre une immense carrière aux recherches et aux méditations des philosophes et des médecins.

---

(1) *Recherches sur le système nerveux cérébro-spinal.* — Sa structure, ses fonctions et ses maladies, accompagné d'un atlas, par J.-J. Luys, Paris, 1865.

☞ N° 1.

Protubérance annulaire et Cervelet.

1. Protubérance annulaire.
2. Entre-croisement sur la ligne médiane des fibres de la protubérance passant d'un côté à l'autre.
3. Fibres longitudinales des pyramides antérieures.
4. Espèce de natte résultant de l'entre-croisement des fibres des pyramides avec celles de la protubérance annulaire.
5. Pédoncule cérébelleux moyen.
6. —   —   supérieur.
7. —   —   inférieur.
8. Section des pédoncules cérébelleux moyens.
9, 9, 9. Cervelet.
10. Lobe médian.
11. Vermis supérieur.
12. —   inférieur se prolongeant en avant sous le nom de *luette*.
13. Lobe latéral composé de différents lobules.
14, 14, 14. Lobules du cervelet.
15. Lamelles dont l'ensemble forme les lobules.
16. Portion de la valvule de Vieussens.
17. Portion de la valvule de Tarin.
18. Coupe du cervelet au niveau du lobe médian.
19. Épanouissement des fibres médullaires (arbre de vie).
20. Substance grise corticale.
21. Coupe du lobe latéral.
22. Corps *rhomboïdal* ou dentelé.
23. Partie fibreuse.
24. — celluleuse.
25. Rayonnement des fibres blanches.
26. Noyaux de substance grise.
27. Nerf trijumeau (5e paire).
28. Racine motrice.
29. — sensitive se portant à la bandelette de Reil.
30. — —   — à la substance grise de l'axe.
31. Nerf moteur oculaire externe.
32. Lobule du pneumo-gastrique.

—

☞ N° 2.

Portion supérieure de l'hémisphère gauche du Cerveau.

1. Couche externe de la substance grise corticale composée de petites cellules.
2. Couche interne grise corticale composée de grosses cellules.
3. Substance blanche ou médullaire composée de fibres sensitives, commissurantes et motrices.
4. Centre ovale de Vieussens.

☞ N° 3.

Partie moyenne de l'hémisphère.

1. Corps calleux composé de fibres commissurantes.
2. Section du corps calleux.
3. Face supérieure du corps calleux.
4. Tractus longitudinal (nerf de Lancisi).
5. Face inférieure du corps calleux formant la voûte des ventricules.
6. Fibres coupées venant de la couronne de Reil.
7. Substance grise corticale.
8. — blanche fibreuse dont l'ensemble forme le centre ovale de Vieussens.

☞ N° 4.

Noyau intra-ventriculaire du corps strié — dont le déplacement laisse voir le rayonnement des fibres de la couronne de Reil.

☞ N° 5.

Portion sphéno-pariétale de l'hémisphère gauche.

1. Scissure de Sylvius.
2. Portion sphénoïdale du ventricule latéral.
3. Couche corticale celluleuse.
4. Substance blanche fibreuse.

5. Faisceaux composés de fibres qui se rendent à la couronne de Reil ou en partent.
6. Circonvolutions de l'Insula.

☞ N° 6.

Portion postérieure de la base de l'hémisphère gauche.

(Pour séparer le lobe postérieur n° 6 du lobe antérieur n° 9, exécutez un mouvement de traction d'avant en arrière.)

1. Moitié gauche de la voûte à trois piliers, ou trigone cérébral.
2. Pilier antérieur.
3. — postérieur.
4. Hippocampe ou corne d'Ammon, composée de deux couches :
5. Couche superficielle blanche, appelée *corps bordant*, composée de fibres fournies par le centre antérieur (olfactif) de la couche optique.
6. Couche profonde grise appartenant à la portion rentrante de la circonvolution de l'hippocampe composée de cellules corticales d'où partent les fibres commissurantes qui constituent la Lyre.
7. Lyre, limitée latéralement par le *corps bordant*, terminée en avant par le pilier antérieur.
8. Bourrelet du corps calleux.
9. Circonvolution de l'hippocampe.
10. Crochet.
11. Bord libre de cette circonvolution (*corps godronné* des anciens).
12. Substance grise corticale celluleuse.
13. — blanche fibreuse.
14. Portion sphénoïdale du ventricule latéral.
15. Cavité digitale.
16. Ergot de Morand.
17. Terminaison de la commissure antérieure dans le lobe sphénoïdal.

☞ N° 7.

Portion supérieure de la couche optique.

1. Face supérieure libre concourant à la formation du ventricule latéral.
2. Couche de la substance grise centrale de l'axe ou *épendyme* (1).

---

(1) « Je distingue dans le cerveau deux sortes de substances cendrées : l'une est celle « que tous les anatomistes connaissent ; elle a beaucoup plus de consistance que l'autre, « qui est molle et diffluente. Cette dernière, à laquelle on a fait peu d'attention, tapisse le « quatrième ventricule ; elle compose une partie de l'entonnoir et elle recouvre les parois « internes des couches optiques. » (Vicq-d'Azyr, *Traité d'anatomie et de physiologie*, réflexions historiques sur les planches 7, 8, 9, 10, 11 et 12, page 57.)

3. Portion de cette substance grise centrale enlevée pour montrer les fibres optiques qui mettent en rapport les corps genouillés avec le centre moyen.

4. Centre antérieur ou olfactif.

5. — moyen ou optique.

6. — médian ou général (nerfs spinaux).

7. — postérieur ou acoustique.

☞ N° 8.

Moitié gauche du pédoncule antérieur du Cerveau.

(Pour extraire ce pédoncule, soulevez par un mouvement de bascule, avec la spatule, le n° 9 *bis* ☞.)

1. Portion du noyau extra-ventriculaire du corps strié.

2. Terminaison des fibres du pédoncule supérieur du cervelet dans les trois arcades du corps strié.

3. Arcade interne.

4. — moyenne.

5. — externe.

6. Locus niger de Vicq-d'Azyr.

7. Pédoncule cérébral antérieur formé de trois cônes dont les fibres s'entre-croisent sur la ligne médiane par décussation avec celles du côté opposé.

8. *Cône interne* ou *supérieur* venant de l'arcade 3, fournissant les nerfs du mouvement à l'arrière-bouche, à la langue et à la partie supérieure du cou.

9. *Cône moyen* venant de l'arcade 4, fournissant les nerfs de la partie inférieure du cou, de la partie supérieure du tronc et des membres supérieurs.

10. *Cône externe* ou *inférieur* venant de l'arcade 5, portant le mouvement à la partie inférieure du tronc et aux membres inférieurs.

11. Fibres des pédoncules cérébelleux moyens s'entre-croisant avec celles des pédoncules cérébraux.

12. Portion de la commissure antérieure.

13. Olive inférieure.

14. Fibres du pédoncule cérébelleux inférieur gauche formant les fibres arciformes.

15. Fibres du pédoncule cérébelleux inférieur droit passant par le hile de l'olive gauche.

16. Nerf moteur oculaire commun (3e paire).

17. Filets formant la racine sensitive du nerf trijumeau.

18. Filets formant la racine motrice de ce nerf.

19. Nerf moteur oculaire externe (6e paire).

20. Nerf grand hypoglosse (12e paire).

21. Cordon antérieur de la moelle épinière.

22. Décussation des fibres du cône supérieur.
23.   —   —   côue moyen.
24.   —   —   cône inférieur.

☞ N° 9.

Pédoncule postérieur gauche du Cerveau, noyau cérébral et partie inférieure du lobe frontal.

1. Portion du corps strié (noyau intra-ventriculaire).
2.   —   —   (noyau extra-ventriculaire).
3. Coupe montrant le trajet des fibres *cortico-striées* dans ce dernier noyau.
4. Portion de la commissure antérieure à son point de jonction avec le pilier antérieur de la voûte.
5. Moitié gauche du pilier antérieur composé de deux faisceaux :
6. Faisceau composé de fibres *commissurantes* fournies par la Lyre, se contournant pour former la commissure antérieure.
7. Faisceau de fibres *afférentes* fournies par le centre antérieur de la couche optique (centre olfactif).
8. Amas de substance grise formant le plancher du ventricule moyen.
9. *Tuber cinereum.*
10. Tige pituitaire.
11. Éminence mamillaire.
12. Faisceau de Vic-d'Azyr, faisant communiquer cette éminence avec le centre olfactif.
13. Faisceau faisant communiquer l'éminence mamillaire avec le pilier antérieur.
14. *Conarium*, ou glande pinéale.
15. Pédoncule de la glande pinéale (*habenæ* des anciens) composé de deux sortes de fibres.
16. Fibres qui le mettent en rapport avec le centre olfactif.
17. Fibres   —   —   avec le pilier antérieur de la voûte.
18. *Tænia semi-circularis* ou bandelette fibreuse.
19. Couche optique coupée transversalement.
20. Centre antérieur recevant les fibres olfactives du tænia semi-circularis.
21. Centre moyen ou optique recevant les fibres optiques.
22. Centre médian ou *général* recevant les fibres du faisceau postérieur de la moelle épinière.
23. Centre postérieur recevant les fibres auditives par le ruban de Reil.
24. Disposition plexiforme des fibres qui s'échappent des centres précédents pour concourir à la formation de la couronne de Reil.
25. Face interne de la couche optique correspondant au ventricule moyen.
26. Commissure grise des couches optiques.

27. Commissure postérieure.

28. Aqueduc de Sylvius.

29. Portion du 4ᵉ ventricule.

30. Substance grise centrale de l'axe tapissant cette cavité à travers laquelle on voit les fibres du pédoncule postérieur.

31. Genou du corps calleux.

32. Bec du corps calleux.

33. Trou de Monro.

34. Pilier antérieur de la voûte.

35. Commissure antérieure composée de fibres commissurantes fournies par la Lyre (1), par le pédoncule de la glande pinéale, par l'éminence mamillaire.

36. Pédoncule cérébelleux inférieur.

37.   —   —   supérieur.

38. Entre-croisement des fibres de ce pédoncule avec celui du côté opposé.

39. Olive supérieure ou corps de Stilling.

40. Le hile.

41. Fibres de ce pédoncule cérébelleux allant à l'olive supérieure.

42. Fibres de l'olive concourant à la formation des arcades.

43. Tubercule quadrijumeau antérieur (nates).

44.   —   —   postérieur (testes).

45. Ruban ou bandelette de Reil.

46. Fibres de ce ruban s'entre-croisant avec celles du côté opposé au-devant des tubercules quadrijumeaux.

47. Entre-croisement des fibres des rubans de Reil au-dessous des tubercules quadrijumeaux.

48. Fascicule postéro-antérieur bridant le noyau extra-ventriculaire du corps strié.

49. Cordon postérieur de la moelle épinière.

50. Canal médullaire central.

51. Substance grise centrale de l'axe tapissant le canal.

52. Corps restiforme.

53. Funcicule grêle.

54. Renflement de ce funcicule.

55. Nerf olfactif (1ʳᵉ paire).

56. Bulbe olfactif.

---

(1) Les fibres de la Lyre, de la glande pinéale, de l'éminence mamillaire, par leur réunion, constituent le *pilier antérieur ;* simple en apparence, il est réellement composé de deux faisceaux : arrivés à la hauteur de la commissure, les fibres de ce pilier se séparent, changent brusquement de direction, s'entre-croisent en exécutant un mouvement de torsion. Les fibres de droite se portent à gauche, celles de gauche à droite, en formant une espèce de *chiasma* assez semblable à celui des nerfs optiques.

De cet entre-croisement et de ce changement de direction résulte la *commissure antérieure*.

C'est à tort que l'on a confondu avec le pilier antérieur les fibres venant du centre antérieur de la couche optique (fibres olfactives), *fibres afférentes*. Ces fibres, à leur sortie de la couche optique, constituent un faisceau qui ne va point jusqu'à la commissure antérieure : avant d'arriver à cette commissure, il se porte de dehors en dedans, de bas en haut, d'avant en arrière, pour former le *corps bordant*.

57. Ganglion olfactif.

58. Racine externe du nerf olfactif se soudant à ce ganglion.

59. Racine moyenne allant au ganglion du côté opposé.

60. Racine interne gauche allant à la substance grise centrale du côté opposé.

61. Racine moyenne droite arrivant au ganglion du côté gauche.

62. Fibres reliant le ganglion olfactif à la substance grise centrale.

63, 63. Tænia semi-circularis allant du ganglion olfactif au centre antérieur.

64. Nerf optique (2ᵉ paire).

65. Chiasma du nerf optique.

66. Faisceau de fibres grises faisant communiquer le chiasma du nerf optique au corps cendré (tuber cinereum).

67. Bandelette optique.

68. Corps genouillé interne.

69. Corps genouillé externe.

70. Fibres optiques allant, de chaque corps genouillé correspondant, au centre moyen.

71, 71. Fibres de communication des corps genouillés avec les tubercules quadrijumeaux.

72. Filets d'origine du nerf moteur oculaire commun (3ᵉ paire).

73. — — du nerf pathétique (4ᵉ paire).

74. — — de la racine motrice du nerf trijumeau (5ᵉ paire).

75. — — de la racine sensitive du même nerf à la substance grise centrale.

76. — — de la racine sensitive allant à la bandelette de Reil.

77. — — du nerf moteur oculaire externe (6ᵉ paire).

78. Nerf facial (7ᵉ paire).

79. Nerf acoustique (8ᵉ paire).

80. Racine correspondant au ruban de Reil.

81. — — à la substance grise centrale.

82. Renflement ganglionnaire du nerf acoustique.

83. Nerf de Wrisberg.

84. Nerf glosso-pharyngien (9ᵉ paire).

85. Nerf pneumo-gastrique (10ᵉ paire).

86. Nerf spinal (11ᵉ paire).

87. Racine motrice.

88. Filets d'origine du grand hypoglosse (12ᵉ paire).

89. Première paire cervicale.

90. Racine antérieure (motrice).

91. — postérieure (sensitive).

92. Ganglion spinal.

93. Nerf vaso-moteur.

☞ N° 10.

Portion de substance grise corticale de l'hémisphère droit du Cerveau.

1. Scissure de Sylvius.
2. — de Rolando.
3. Couche corticale externe composée de petites cellules.
4. — — interne composée de grosses cellules.
5. Fibres sensitives.
6. — commissurantes.
7. — motrices ou cortico-striées.
8. — commissurantes intercorticales.

☞ N° 11.

Hémisphère droit du Cerveau.

Cette préparation a pour but de montrer, dans leur ensemble, toutes les parties du cerveau et d'en faire comprendre les usages.

1er, 2e et 3e. Circonvolutions frontales.
4. Sillon de Rolando.
5,5,5,5, Circonvolutions supérieures ou pariétales.
6,6,6. — postérieures ou occipitales.
7,7. Scissure de Sylvius.
8. Lobe sphénoïdal.
9,9. Circonvolutions de l'insula.
10,10,10. Circonvolutions de la face interne de l'hémisphère.
11,11,11,11. Circonvolution de l'ourlet.
12,12. — de l'hippocampe.
13. Crochet.
14. Corps godronné.
15. Corps calleux.
16. Bourrelet du corps calleux.
17. Genou —
18. Bec —
19. Tractus longitudinal (nerf de Lancisi).
20. Voûte à trois piliers.
21.
22. Septum lucidum composé de deux lames dont une partie a été enlevée.
23. Lyre.
24. Couche optique sur laquelle on remarque quatre centres :
25. *Centre antérieur* ou olfactif;
26. *Centre moyen* ou optique;

27. *Centre postérieur* ou acoustique ;

28. *Centre médian* ou inférieur.

29. Glande pinéale ou conarium.

30. Pédoncule de la glande pinéale (*rénes, habenæ* des anciens) divisé en deux faisceaux.

31. Pilier antérieur de la voûte composé de chaque côté de deux faisceaux de fibres très-distincts, l'un fourni par le centre olfactif (fibres afférentes ou sensitives), qui, au sortir de ce centre, se replient de bas en haut et d'avant en arrière pour constituer le *corps bordant* qui se perd dans les cellules corticales de l'hippocampe ; l'autre continue à se diriger de haut en bas, s'entrecroise avec celui du côté opposé pour former la commissure antérieure.

32. Commissure antérieure composée uniquement de fibres commissurantes fournies par la Lyre, par la glande pinéale et par l'éminence mamillaire.

33. Éminence mamillaire sur laquelle on remarque deux faisceaux de fibres.

34. L'un de ces faisceaux venant du centre olfactif à l'éminence mamillaire. (Fascicule de Vicq-d'Azyr.)

35. L'autre allant de l'éminence mamillaire au pilier antérieur de la voûte.

36. Ventricule moyen.

37. Trou de Monro.

38. Aqueduc de Sylvius.

39.

40. Terminaison de la commissure antérieure dans le lobe sphénoïdal.

41. Commissure grise ou molle.

42. —   postérieure.

43. Corps cendré, ou tuber cinereum.

44. Tige pituitaire.

45. Portion antérieure du ventricule latéral.

46. Corps strié, *noyau intra-ventriculaire.*

47. Corps strié, *noyau extra-ventriculaire,* éloigné du précédent pour montrer l'insertion des fibres cortico-striées.

48. Terminaison des pédoncules cérébelleux supérieurs dans les trois arcades du corps strié.

49. Portion sphénoïdale du ventricule latéral.

50. Hippocampe ou corne d'Ammon.

51. Corps bordant.

52. —   godronné.

53. Portion occipitale du ventricule latéral ou cavité digitale.

54. Ergot de Morand.

55. Tubercules quadrijumeaux.

56. Éminence antérieure ou nates.

57. —   postérieure ou testes.

58. Fente de Bichat (espace compris entre le bourrelet du corps calleux, les tu-

bercules quadrijumeaux et la circonvolution de l'ourlet). Dans le fond de cet espace on aperçoit :

59. Corps genouillés; interne et externe.

60,60. Faisceaux de communication de ces corps avec les tubercules quadrijumeaux.

61. Paroi antérieure du quatrième ventricule.

62. Calamus scriptorius.

63. Ventricule d'Arantius.

64. Pédoncule cérébelleux supérieur.

65. Pédoncule cérébelleux inférieur.

66. Cordon postérieur de la moelle épinière ou sensitif.

67. Corps restiforme.

68. Funicule grêle.

69. Renflement mamelonné du funicule grêle.

70. Pédoncule cérébral antérieur ou moteur.

71. Décussation des fibres du cordon précédent.

72. Pyramide antérieure du bulbe.

73. Olive inférieure droite.

74. Bulbe olfactif.

75. Nerf olfactif.

76. Racine interne de ce nerf.

77. — moyenne ou grise.

78. — externe allant au ganglion olfactif.

79. Ganglion olfactif.

80. Racine moyenne ou grise du nerf olfactif gauche se portant au ganglion olfactif du côté droit.

81. Fibres reliant le ganglion olfactif à la substance grise centrale.

82,82. Tænia semi-circularis reliant le ganglion olfactif au centre olfactif.

83. Nerf optique.

84. Chiasma.

85. Faisceau de fibres grises faisant communiquer le chiasma du nerf optique au corps cendré.

86. Bandelette du nerf optique se divisant en deux faisceaux.

87. Faisceau allant au corps genouillé interne.

88. —   —   externe.

89. Quadrilatère perforé, limité en arrière par la bandelette optique (87), en dehors par le corps godronné (52), en avant par les racines du nerf olfactif.

90. Racine du nerf moteur oculaire commun (4e paire),

91. Nerf pathétique (4e paire).

92. Racine sensitive du nerf trijumeau (5e paire).

93. Racine motrice du même nerf.

94. — du nerf moteur oculaire externe (6e paire).

95. —   — facial (7e paire) et nerf de Wrisberg a.

96. Nerf acoustique (8e paire).

97. Renflement ganglionnaire de ce nerf.

98. Ruban de Reil formé de trois racines.

99. Racine du nerf acoustique.

100.   — venant du nerf trijumeau.

101.   —   — du cordon latéral de la moelle.

102. Entre-croisement du ruban de Reil formant la partie postérieure de l'aqueduc de Sylvius.

103. Nerf glosso-pharyngien (9e paire).

104.   — pneumo-gastrique (10e paire).

105.   — spinal (11e paire),

106. Racine antérieure ou motrice du nerf spinal.

107.   — postérieure ou sensitive du même nerf.

108. Racine du nerf grand hypoglosse (12e paire).

109. Première paire cervicale.

110. Racine antérieure ou motrice de la même paire.

111.   — postérieure ou sensitive du même nerf.

112. Ganglion spinal de ce nerf.

113. Filet vaso-moteur (filet du grand sympathique).

114. Deuxième paire cervicale offrant la même disposition et les mêmes numéros que la première paire.

115. Moelle épinière.

116. Sillon antérieur.

117.   —, postérieur.

118. Cordon antérieur ou moteur.

119.   — postérieur ou sensitif.

120. Faisceau latéral.

121. Substance gélatineuse de Rolando au milieu de laquelle on remarque le canal central de l'axe médullaire.

122. Canal médullaire.

123. Cornes antérieures de la moelle en rapport avec les fibres efférentes ou motrices.

124. Cornes postérieures en rapport avec les fibres afférentes ou sensitives.

125,125,125. Substance grise centrale de l'axe.

126. Substance grise linéaire de Vicq-d'Azyr, comprise entre le corps strié extra-ventriculaire et les circonvolutions de l'Insula.

127. Fascicule antéro-postérieur, composé de fibres afférentes a,a,a, et de fibres efférentes, c,c,c, qui mettent les circonvolutions les plus antérieures des lobes cérébraux en rapport avec la partie la plus reculée du corps strié et de la couche optique, et forment une espèce d'étui dans lequel se trouve la substance grise linéaire de Vicq-d'Azyr.

128,128,128. Fibres commissurantes intercorticales.

RÉSUMÉ
ANATOMICO-PHYSIOLOGIQUE.

Pour mettre le mécanisme des fonctions cérébrales à la portée des intelligences qui n'y sont point préparées par des études spéciales, je compare le système nerveux à la télégraphie électrique.

Comme pour la télégraphie, toutes les dépêches, *les impressions*, arrivent à l'administration centrale, *le cerveau*, par des myriades de fibrilles, *fibres afférentes* (les nerfs), qui de toutes les parties du corps aboutissent à un centre commun, appelé COUCHE OPTIQUE (*bureau d'arrivée*).

De la couche optique partent de nombreuses fibres (*fibres rayonnantes*) qui la mettent en rapport avec les petites cellules corticales, cellules dont l'ensemble constitue la couche extérieure, LA PARTIE ACTIVE du cerveau, l'organe d'appréciation.

Dans ces cellules, que je compare aux employés, *la dépêche* est analysée et portée par les *fibres commissurantes* dans les grosses cellules corticales composant la couche interne de l'hémisphère du côté opposé, *cellules de contrôle peut-être*.

Après cette dernière épreuve, la dépêche est portée par les *fibres efférentes* dans le corps strié, noyau extra-ventriculaire (*bureau du départ*), d'où elle est expédiée aux organes sous forme de volonté par les fibrilles motrices des nerfs.

Couche optique 24. — Noyau central où aboutissent toutes les *fibres afférentes* ou sensitives qui rapportent au cerveau les impressions reçues par les différentes parties du corps, couche dans laquelle nous avons montré, 25, 26, 27 et 28, quatre centres qui reçoivent :

Le *centre antérieur*,   les fibres du nerf olfactif ;

Le *centre moyen*,   les fibres du nerf optique ;

Le *centre postérieur*, les fibres du nerf acoustique ;

Le *centre médian*,   les fibres du faisceau postérieur de la moelle épinière (1).

---

(1) La découverte de ces centres dans la couche optique est de date très-ancienne. Tarin décrit *un tubercule antérieur et supérieur, un tubercule inférieur et interne* (1759). — Vicq-d'Azyr les avait vus et fait dessiner (1789).

Dans les galeries du Muséum d'histoire naturelle de Paris, sur un cerveau d'éléphant conservé dans l'esprit-de-vin, ces 4 centres se voient à l'œil nu.

De ces différents centres partent des fibres auxquelles nous avons donné une couleur de convention, et dont l'ensemble concourt à la formation de la *couronne de Reil*, ou *soleil de Vieussens*. Toutes ces fibres, que nous appelons rayonnantes, que M. Luys appelle convergentes supérieures *a,a,a,a,a,a,a*, rayonnent dans tous les sens et arrivent dans les circonvolutions cérébrales aux petites cellules, formant la couche externe de la substance grise corticale.

De ces myriades de petites cellules partent des fibres *b,b,b,b,b,b*, appelées par M. Luys fibres *commissurantes*, qui, des petites cellules d'un hémisphère, se portent aux grosses cellules congénères de l'hémisphère du côté opposé en s'entre-croisant sur la ligne médiane pour former :

Le corps calleux ;

La commissure antérieure ;

La Lyre.

Des grosses cellules corticales qui ont reçu la fibre commissurante *b,b,b,b,b*, partent des fibres efférentes *c,c,c,c,c,c,c*, que M. Luys appelle *fibres cortico-striées*, qui se rendent au corps strié *extra-ventriculaire* (1).

Ces fibres cortico-striées *c,c,c,c,c,c,c*, par leur arrangement, déterminent dans le corps strié les arcades 3, 4 et 5 (voir le n° ☞ 8) qui, à leur sortie de ce renflement ganglionnaire, constituent les trois cônes 8, 9 et 10 dont est formé le pédoncule antérieur de la moelle épinière, et dont l'ensemble représente les nerfs du mouvement qui portent la volonté à toutes les parties du corps.

Non-seulement les fibres commissurantes, par leur ensemble, forment le corps calleux, la Lyre et la commissure antérieure ; mais elles forment l'espèce d'étui *D,D,D,D,D*, constituant la paroi des ventricules *frontal, occipital, sphénoïdal*, dans lesquels nous avons remarqué :

Le corps strié intra-ventriculaire, 46 ;

L'ergot de Morand, 54 ;

La voûte à trois piliers, 20 ;

L'hippocampe, 50.

Sur le cadavre, ces trois derniers renflements sont d'une blancheur remarquable qui se distingue de la teinte blanc terne des parois des ventricules, différence bien connue des anatomistes.

Cette différence de couleur ne doit-elle pas être attribuée à ce que l'hippocampe, comme le corps bordant et l'ergot de Morand, montrent à nu et sans mélange les fibres *afférentes* ou *sensitives*, fibres qui vont se distribuer dans les petites cellules corticales de la circonvolution de l'hippocampe ?

Les *fibres commissurantes*, nées de ces nombreuses cellules, n'accompagnent point

---

(1) « Tous les filets médullaires des corps striés (disait Vieussens en 1685) naissent du centre ovale et aboutissent à une lame de substance blanche que l'on trouve constamment entre la face externe des couches optiques et la face interne du corps strié ; cette lame occupe toute la profondeur de cet intervalle demi-circulaire appellée *geminum centrum semi-circulare* : le bord supérieur de ce *tractus* est la seule partie qui ne soit pas cachée ; elle se montre entre les corps striés et la couche optique. »

pendant un trajet plus ou moins long, comme dans les autres parties du cerveau, les fibres rayonnantes a,a,a; elles s'en séparent presque immédiatement : les plus externes se portent directement en dehors, se replient de bas en haut, se dirigent vers le corps calleux, et concourent ainsi, en se mélangeant avec les fibres efférentes c,c,c,c, à former l'espèce d'étui qui limite les ventricules latéraux et la cavité digitale.

Les fibres commissurantes, nées des cellules corticales, enfermées dans l'enroulement de la corne d'Ammon et des cellules composant le corps godronné, forment l'espèce de voûte appelée LYRE.

Les fibres les plus postérieures de la Lyre se dirigent presque transversalement, se croisant sur la ligne médiane avec celles du côté opposé, et concourent à la formation du bourrelet du corps calleux.

Les fibres moyennes et antérieures de la Lyre, après avoir cheminé dans l'espèce de repli que forme le corps bordant, s'en dégagent, marchent d'arrière en avant dans une direction d'autant moins transversale qu'elles se rapprochent du pilier antérieur de la voûte. Là, les fibres de la Lyre, après avoir reçu les fibres de la glande pinéale, de l'éminence mamillaire, changent brusquement de direction, s'entre-croisent; les fibres de droite se portent à gauche et celles de gauche à droite, formant une espèce de *chiasma* assez semblable au chiasma des nerfs optiques. Ces fibres de la Lyre, ainsi changées de direction, se plaçant à côté les unes des autres, exécutent un mouvement de torsion et constituent le cordon transversal appelé *commissure antérieure (poutre des anciens)*. V. 32.

Cette commissure antérieure, connue de tous les temps, dont on ne connaissait ni l'origine ni la fonction, après avoir traversé le corps strié, dont elle croise la direction, va s'épanouir dans la partie la plus antérieure et la plus inférieure de la circonvolution de l'hippocampe et du lobe sphénoïdal.

Les fibres *cortico-striées* ou motrices provenant des cellules de la circonvolution de l'hippocampe, du crochet et des circonvolutions sphénoïdales, ne rentrent point dans les cavités ventriculaires ; elles se rendent directement à la couronne de Reil pour concourir à la formation des cônes constituant les pédoncules antérieurs du cerveau, c'est-à-dire les nerfs moteurs.

Il résulte de cette disposition que, dans la texture du corps bordant, de la *corne d'Ammon* et de l'*ergot de Morand*, nous ne trouvons que des fibres sensitives.

www.ingramcontent.com/pod-product-compliance
Lightning Source LLC
LaVergne TN
LVHW010840180726
843502LV00009B/3675